BEI GRIN MACHT SICH IHR WISSEN BEZAHLT

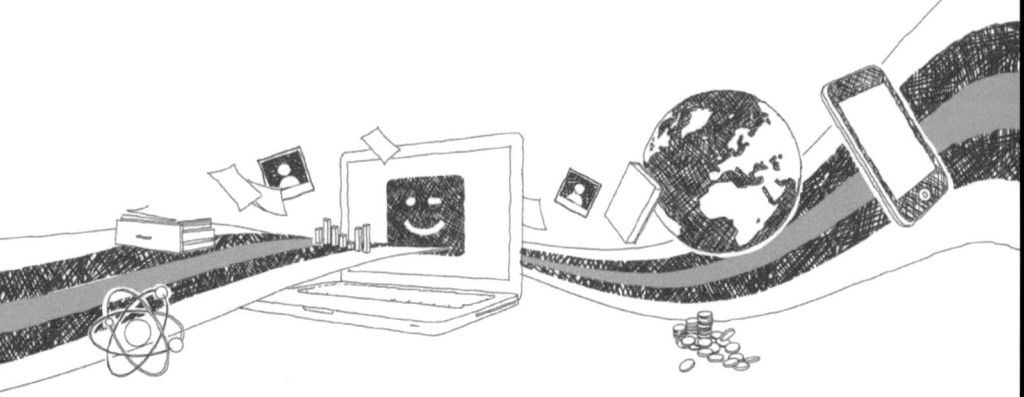

- Wir veröffentlichen Ihre Hausarbeit, Bachelor- und Masterarbeit

- Ihr eigenes eBook und Buch - weltweit in allen wichtigen Shops

- Verdienen Sie an jedem Verkauf

Jetzt bei www.GRIN.com hochladen und kostenlos publizieren

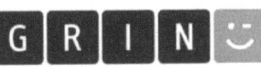

Bibliografische Information der Deutschen Nationalbibliothek:

Die Deutsche Bibliothek verzeichnet diese Publikation in der Deutschen National-
bibliografie; detaillierte bibliografische Daten sind im Internet über http://dnb.d-
nb.de/ abrufbar.

Dieses Werk sowie alle darin enthaltenen einzelnen Beiträge und Abbildungen
sind urheberrechtlich geschützt. Jede Verwertung, die nicht ausdrücklich vom
Urheberrechtsschutz zugelassen ist, bedarf der vorherigen Zustimmung des Verla-
ges. Das gilt insbesondere für Vervielfältigungen, Bearbeitungen, Übersetzungen,
Mikroverfilmungen, Auswertungen durch Datenbanken und für die Einspeicherung
und Verarbeitung in elektronische Systeme. Alle Rechte, auch die des auszugsweisen
Nachdrucks, der fotomechanischen Wiedergabe (einschließlich Mikrokopie) sowie
der Auswertung durch Datenbanken oder ähnliche Einrichtungen, vorbehalten.

Impressum:

Copyright © 2015 GRIN Verlag
Druck und Bindung: Books on Demand GmbH, Norderstedt Germany
ISBN: 9783656920540

Dieses Buch bei GRIN:

https://www.grin.com/document/294114

Lisa Sandgruber

Palliative Care bei Menschen mit dementieller Erkrankung

Herausforderungen bei der Betreuung und Pflege

GRIN Verlag

GRIN - Your knowledge has value

Der GRIN Verlag publiziert seit 1998 wissenschaftliche Arbeiten von Studenten, Hochschullehrern und anderen Akademikern als eBook und gedrucktes Buch. Die Verlagswebsite www.grin.com ist die ideale Plattform zur Veröffentlichung von Hausarbeiten, Abschlussarbeiten, wissenschaftlichen Aufsätzen, Dissertationen und Fachbüchern.

Besuchen Sie uns im Internet:

http://www.grin.com/

http://www.facebook.com/grincom

http://www.twitter.com/grin_com

Palliative Care bei Menschen mit dementieller Erkrankung

Bachelorarbeit
zur Erlangung des akademischen Grades

Bachelor of Science in Nursing (BScN)

im Rahmen des
Bachelorstudiums Pflegewissenschaft

vorgelegt von
Lisa Sandgruber

an der
UMIT – Private Universität für Gesundheitswissenschaften,
Medizinische Informatik und Technik

Hall in Tirol, Dezember 2014

Vorwort

An dieser Stelle möchte ich all denjenigen danken, die mich beim Schreiben dieser Arbeit unterstützt haben.

Ein großer Dank gilt meiner Betreuerin Dr. Angelika Faccinelli. Durch ihre Ratschläge sowie ihrer stets zeitnahen Rückmeldungen ist es mir gelungen, diese vorliegende Arbeit schlüssig aufzubauen und der herausfordernden Thematik gerecht zu werden.

Vor allem möchte ich mich bei meiner Familie und meinen Freunden bedanken. Diese sind mir während meiner Studienzeit immer mit Rat und Tat zur Seite gestanden und haben dadurch wesentlich zu dieser Arbeit beigetragen.

In diesem Zuge möchte ich mich auch noch beim Team der Medizin 1 des Bezirkskrankenhauses Schwaz bedanken, vor allem bei meiner Mentorin Nadine Hechl.

Vielen Dank

Abstract

Hintergrund: Demenz ist ein ernstzunehmendes Problem des Gesundheitswesens. Weltweit sind ca. 35 Millionen Menschen davon betroffen und die Anzahl der Erkrankten soll sich bis zum Jahre 2050 verdoppelt haben. Schmerzen, Schluckstörungen und Angst sind nur ein Auszug an Beschwerden, die diese fortschreitende Erkrankung mit sich bringt. Palliative Care ist hierbei ein Ansatz zur Verbesserung der Lebensqualität.

Ziel: Das Ziel dieser Literaturarbeit ist es, auf die Herausforderungen, denen sich Pflegende in der Palliative Care bei der Betreuung von Menschen mit dementieller Erkrankung und deren Angehörigen stellen, aufmerksam zu machen.

Methodik: Eine systematische Literaturrecherche fand von Mai 2014 bis Juli 2014 in den Datenbanken Medline (via PubMed), CINAHL (via EBSCO-Host), Academic Search Elite (via EBSCO-Host) und an der ULB statt (n=369). Nach einer sorgfältigen Selektion und Bewertung wurden zehn Studien in die Arbeit inkludiert.

Ergebnisse: In den inkludierten Studien wird eine Vielzahl von Herausforderungen bei der Betreuung von Menschen mit dementieller Erkrankung in der palliativen Pflege beschrieben. Die meisten Herausforderungen sind Folgen der eingeschränkten bzw. nicht vorhandenen Kommunikationsfähigkeit von Menschen mit fortgeschrittener Demenz. Diese erschweren vor allem das Assessment von Symptomen. Eine weitere große Herausforderung stellt die Tatsache dar, dass Demenz nicht als eine terminale Erkrankung angesehen wird.

Diskussion: Durch die zu erwartende Fallzahl im Bereich Demenz sind Veränderungen im intra- und extramuralen Bereich notwendig. Eine Schaffung von Kompetenzzentren, wo die Betreuung von Menschen mit Demenz schwerpunktmäßig im Vordergrund steht, sollte angestrebt weden. Auch auf Ebene der Ausbildung sollte in den Bereichen Demenz und Palliative Care eine Vertiefung stattfinden. Erste Ansätze diesbezüglich umfasst das Kompetenzmodell des ÖGKVs (Österreichischer Gesundheits- und Krankenverband).

Schlüsselwörter: Palliative Care, Demenz, Herausforderungen

Abstract

Background: Dementia is a serious public health problem. Worldwide, around 35 million people are affected and the number of sufferers will have doubled by 2050. Pain, dysphagia and anxiety are just a few of discomforts that are caused by this progressive disease. Palliative Care here is an approach to improve the quality of life.

Aim: The aim oft this literature review is to attentive the challenges with which nurses in the palliative care are confronted in caring for people with dementia and their relatives.

Methods: A research of literature was carried out from May 2014 to July 2014 with the aid of database enquires from Medline via Pubmed, CINAHL via EBSCO-Host, Academic Search Elite via EBSCO-Host and ULB. After a careful selection and evaluation, ten studies were included in the work.

Results: In the included studies a variety of challenges in caring for people with dementia in the palliative care are described. Most of the challenges are consequences of limited or non-existent communication skills of people with advanced dementia. This especially difficults the assessment of symptoms. Another major challenge is the fact that dementia is not considered as a terminal illness.

Conclusion: Because of the expected number of cases of dementia, changes in intra- and extramural areas are necessary. A creation of centeres of excellence, where the care of people with dementia is in the foreground, should be sought. Even at the level of training a depression in the areas dementia and palliative care should take place.

Keywords: palliative care, dementia, challenges

Inhaltsverzeichnis

1 Einleitung 1

2 Methodik 5

2.1 Forschungsfrage 5

2.2 Literaturrecherche 5

3 Ergebnisse 8

3.1 Tabellarische Darstellung der Studien 8

3.2 Synthese der einbezogenen Studien 12

3.2.1 Demenz – eine terminale Erkrankung.......................................12

3.2.2 Kommunikation mit Patienten und deren Angehörigen..................13

3.2.3 Prognose, Assessment und Symptommanagement.......................15

3.2.4 Schmerz...16

3.2.5 Essen, Trinken und Schlucken...17

3.2.6 Medizinische Interventionen bei Infektionen 18

3.2.7 Moralische und ethische Herausforderungen 19

3.3 Zusammenfassung der Ergebnisse...20

4 Diskussion... 22

4.1 Prognose, Assessment und Symptommanagement 22

4.2 Ethische und moralische Herausforderungen 25

4.3 Limitationen 26

4.4 Relevanz für die Pflegepraxis...27

4.5 Relevanz für die Pflegeforschung 28

5 Literaturverzeichnis... 30

6 Abbildungsverzeichnis.. 33

7 Tabellenverzeichnis.. 33

8 Anhang 34

1 Einleitung

Österreich ist, wie viele andere Industriestaaten, einer demographischen Alterung der Gesellschaft ausgesetzt. Die Anzahl der jungen, arbeitsfähigen Personen im Alter zwischen 15 und 60 Jahren nimmt ab, während die Anzahl der Menschen über dem 60. Lebensjahr im Steigen ist. Prognosen für das Jahr 2030 zeigen bereits eine veränderte Relation zwischen Erwerbsfähigen und Menschen, die älter als 60 Jahre sind. Hierbei ist schon ein leichter Überhang dieser älteren Gruppe in der Bevölkerungspyramide ersichtlich. Durch diesen demographischen Alterungsprozess rücken jene Problematiken in den Vordergrund, die mit einem zunehmenden Lebensalter in Verbindung stehen. Eine dieser Problematiken ist Demenz (Wiener Gebietskrankenkasse, 2009, S.1).

Demenz ist ein ernstzunehmendes Problem des Gesundheitswesens. Weltweit sind circa 35 Millionen Menschen davon betroffen und die Anzahl der Betroffenen soll sich bis zum Jahre 2030 verdoppeln (Sung et al., 2011). In Österreich liegt die Anzahl der Betroffenen bei ca. 100.000 Erkrankten. Auch hier zu Lande sollten sich die Zahlen laut der Österreichischen Alzheimergesellschaft (2014) bis zum Jahre 2050 verdoppelt haben. Mit steigendem Alter steigen auch die Prävalenz- und Inzidenzzahlen. Die Prävalenz, also die Anzahl der Erkrankten in einer Bevölkerung zu einem bestimmten Zeitpunkt, liegt in Österreich bei ca. 1,15% bis 1,27%, was ungefähr 100.000 Erkrankten entspricht. Die Inzidenz, der Anteil der Neuerkrankten in einer Bevölkerung, wird im Jahr 2050 auf ca. 75.000 geschätzt (Wiener Gebietskrankenkasse, 2009, S. 24).

Bei geschlechtsspezifischer Betrachtung ist ersichtlich, dass mehr Frauen als Männer von Demenz betroffen sind. Der Anteil der betroffenen Frauen liegt bei 75%. Die Erklärung hierfür liegt darin, dass Frauen einen größeren Anteil in höheren Altersgruppen bilden und auch aus unbekannter Ursache ein erhöhtes Erkrankungsrisiko haben (Kastner, Löbach, 2007, S. 4). Bei den betroffenen Frauen handelt es sich, laut Weissenberger-Leduch (2004), meistens um Alleinstehende, was durch die veränderte Familienstruktur sicherlich eine noch nie dagewesene Belastung für die Gesellschaft sein wird. Die Österreichische Alzheimergesellschaft (2014) berichtet, dass momentan noch 80% der Betroffenen unentgeltlich von Angehörigen gepflegt werden. Bei den Pflegenden handelt es sich meistens um erwachsene Kinder, die ihre Eltern pflegen oder um ältere Personen, die ihre Partner pflegen.

„Von einer Demenz im engeren Sinn spricht man, wenn die Hirnleistungsfähigkeit so eingeschränkt ist, dass sie zu einer sozialen Beeinträchtigung führt und der oder die Kranke sich nicht mehr selbst versorgen kann" (Steidl, Nigg, 2011, S. 91). Weiters ist Demenz keine normale Alterserscheinung, sondern eine Erkrankung, die typischerweise erst im Alter auftritt. Derzeit sind 50 Krankheiten bekannt, die zu einer dementiellen Erkrankung führen können. Dazu zählen zum Beispiel: Morbus Parkinson, Epilepsie, Multiple Sklerose, etc. (Wiener Gebietskrankenkasse, 2009, S. 3).

Laut Kastner und Löbach (2007, S. 9) lässt sich die Demenz in zwei Arten einteilen: in die primäre Demenz und in die sekundäre Demenz. Bei der primären Demenz liegt die Ursache in einer Veränderung des Gehirns. Bei der sekundären Demenz liegt die Ursache in einem anderen Krankheitsbild bzw. außerhalb des Gehirns. Die primäre Form lässt sich weiters in eine degenerative und nicht-degenerative Form unterteilen. Zur degenerativen Form zählen die Alzheimer-Krankheit, die vaskuläre Demenz, die frontotemporale Demenz und die Lewy-Körperchen Demenz. Zur nicht-degenerativen Form zählen unter anderem Hirntumore, Schädel-Hirn-Traumata und der Hydrozephalus (Kastner, Löbach, 2007, S. 9).

Mit 60-80% ist die Alzheimer Erkrankung die häufigst auftretende Form der Demenz. Oftmals wird diese auch als „senile Demenz" oder „Morbus Alzheimer" bezeichnet. Bei dieser Form der Demenz kommt es zu charakteristischen Störungen im Stoffwechsel und der neuronalen Funktion. Häufig auftretende Symptome sind Gedächtnisstörungen, Sprachstörungen, Störungen der Hirndurchblutung oder Persönlichkeitsveränderungen (Steidl, Nigg, 2011, S. 96). Zu den Risikofaktoren zählen das Alter, weibliches Geschlecht und genetische Faktoren, wobei das Alter den größten Risikofaktor darstellt (Wiener Gebietskrankenkasse, 2009, S. 4-5). Wie Barber und Kathleen (2011) in ihrer Studie berichten, ist ca. einer von 20

Menschen im Alter von 65 Jahren davon betroffen, bei über 80 jährigen Personen sogar jeder Vierte.

Schmerzen, Schluckstörungen, Angst und Verwirrtheit sind nur ein Auszug an Beschwerden, die die fortschreitende Multimorbidität mit sich bringt. Palliative Care ist hierbei ein Ansatz zur Verbesserung der Lebensqualität (Kojer, 2011). Die Betreuung, Versorgung und Begleitung von Patienten mit unheilbaren Erkrankungen und auch von Menschen in ihrer letzten Lebensspanne sind Kernaufgaben der Pflege. Durch die Einführung der Palliative Care ist die Beachtung dieser Aufgaben erheblich gestiegen (Pleschberger et al., 2005, S. 15). Die WHO (2002) definiert Palliative Care wie folgt: „Palliative care is an approach that improves the quality of life of patients and their families facing the problem associated with life-threatening illness, through the prevention and relief of suffering by means of early identification and impeccable assessment and treatment of pain and other problems, physical, psychosocial and spiritual".

Ursprünglich war die Palliative Care für onkologische Patienten im Endstadium ihrer Erkrankung gedacht. Heute aber finden sich nicht nur onkologische Patienten dort ein, sondern auch Patienten mit unheilbaren Erkrankungen, bei denen die kurative Medizin keine Anwendung mehr findet, so auch Menschen mit Demenz (Birch, Jan, 2008). Ziel der palliativen Pflege ist es, die Leiden der Patienten zu verringern und somit die Lebensqualität der Betroffenen zu erhalten (Nagele, Feichtner, 2009, S.16). Bollig et al. (2007) berichten auch, dass der Respekt vor der Autonomie des Patienten und die Kommunikation mit schwerkranken Patienten und deren Angehörigen ein wichtiges Ziel ist. Hierbei ist es aber wichtig, die Ressourcen des Patienten zu erkennen, diese in die Planung miteinzubeziehen und zugleich nicht zu vergessen, dass nicht nur der Betroffene, sondern auch dessen Angehörige Unterstützung benötigen (Weissenberger-Leduc, 2004, S. 59).

In der Palliative Care wird das Sterben als natürlicher Prozess angesehen und körperliche, psychische, soziale und seelisch geistige Aspekte werden integriert (Stähli, 2004, S. 2). Durch diese gesamtheitliche Betrachtung ist es erst möglich, eine optimale Schmerz- und Symptomlinderung zu schaffen. Weiters ist eine Zusammenarbeit in einem multiprofessionellen Team wichtig. Hierbei sollten regelmäßige Supervisionen, Teamgespräche und eine Offenheit füreinander stattfinden und jede der beteiligten Berufsgruppen sollte über seine Aufgaben und Grenzen Bescheid wissen (Stähli, 2004, S. 21).

Wie schon erwähnt, ist die Unterstützung und Zusammenarbeit mit Angehörigen in der Palliative Care von Menschen mit dementieller Erkrankung sehr wichtig. Diese sollten von der Diagnosestellung an in die Planung und Entscheidungsfindung integriert werden. Soweit die Patienten mit Demenz noch selbst Entscheidungen treffen können, sollten diese akzeptiert und gefördert werden. Doch mit dem Fortschreiten der Erkrankung können viele Erkrankte ihre Wünsche und Bedürfnisse nicht mehr richtig äußern. Angehörige können dann oftmals das Pflegepersonal in der Entscheidungsfindung unterstützen (Kränzle et al., 2014, S. 359).

Das Ziel dieser Literaturarbeit ist es, auf die Herausforderungen, denen sich Pflegende in der Palliative Care bei der Betreuung von Menschen mit dementieller Erkrankung und deren Angehörigen stellen, aufmerksam zu machen.

Zur besseren Lesbarkeit werden in dieser Arbeit personenbezogene Bezeichnungen, die sich zugleich auf Frauen und Männer beziehen, nur in der deutschen männlichen Form angeführt. Dies soll keinesfalls eine Geschlechterdiskriminierung oder eine Verletzung des Gleichheitsgrundsatzes zum Ausdruck bringen. Weiters ist in dieser Arbeit unter dem Begriff Pflegeperson eine professionell augebildete Pflegerkraft zu verstehen.

2 Methodik

Im folgenden Kapitel werden die Forschungsfrage und die Literaturrecherche beschrieben.

2.1 Forschungsfrage

Die Arbeit ist eine systematische Literaturrecherche mit folgender Forschungsfrage:

Mit welchen Herausforderungen ist das Pflegepersonal bei der Betreuung von Menschen mit dementieller Erkrankung in der Palliative Care konfrontiert?

2.2 Literaturrecherche

Die Literaturrecherche gliedert sich in drei Prozessschritte: Identifikation, Selektion und Bewertung der Studie.

Identifikation: Die Literaturrecherche wurde von Mai bis Juli 2014 durchgeführt. Die Suche erfolgte in den Datenbanken Medline via PubMed, CINAHL Complete via EBSCO-Host und Academic Search Elite via EBSCO-Host. Weiters wurde eine Handsuche in der Bibliothek der UMIT Standort Hall durchgeführt und eine zusätzliche Recherche in der ULB erfolgte. Folgende Suchbegriffe wurden für die Literaturrecherche verwendet: „dementia", „end-of-life care", „palliative care" und „challenges". Durch die Verwendung der Bool'schen Operatoren „AND" und „OR" wurden die Suchbegriffe miteinander verknüpft. Im Anhang 1 wird die detaillierte Literaturrecherche in Form eines Suchprotokolls tabellarisch dargestellt.

Selektion: Die Selektion erfolgte über definierte Ein- und Ausschlusskriterien, die in Tab. 1 dargestellt sind. Die gefundenen Studien (n=369) wurden bezüglich Titel, Abstract, Duplikate und Ein- und Ausschlusskriterien geprüft. 343 Studien wurden exkludiert und 16 Studien einer Volltextanalyse unterzogen. Vier davon wurden exkludiert, da sie die Herausforderungen nicht aus Sicht der Pflegepersonen, sondern aus Sicht der pflegenden Angehörigen beschrieben haben. Weitere zwei Studien wurden exkludiert, da sie allgemeine Herausforderungen bei der Betreuung von Menschen mit dementieller Erkrankung beschrieben haben, aber nicht im Kontext Palliative Care.

Tab. 1: Ein- und Ausschlusskriterien (eigene Darstellung der Autorin, 2014)

Parameter	Einschlusskriterien	Ausschlusskriterien
Publikationsjahr	2004 – 2014	älter als 2004
Setting	Langzeitpflegeeinrichtung Krankenhaus	zu Hause
Sprache	Englisch, Deutsch	andere Sprachen
Population	Menschen mit dementieller Erkrankung	Menschen ohne dementieller Erkrankung, Krebspatienten, andere chronische Erkrankungen
Abstract available	Ja	Nein

Bewertung: Die Bewertung der ausgewählten Studien erfolgte anhand der an Behrens und Langer angelehnten Bewertungsbögen: „Kritische Beurteilung einer systematischen Übersichtsarbeit" und „Kritische Beurteilung einer qualitativen Studie" (Universitätsklinikum Halle, 2014). Die Bewertung der Studien erfolgte mit folgenden Kriterien: Glaubwürdigkeit, Aussagekraft und Anwendbarkeit. Bei den drei verwendeten qualitativen Studien wurden die Teilnehmer genau beschrieben, ebenso auch die Datensammlung und Analyse der Daten. Bei zwei Studien erfolgte eine Datensammlung bis zur Sättigung, bei der anderen wurde dies nicht beschrieben. Bei den sieben verwendeten Übersichtsarbeiten wurde detailliert beschrieben, welche Datenbanken bei der Literaturrecherche verwendet wurden und die Ein- und Ausschlusskriterien wurden definiert. Weiters wurden auch alle Quellen angegeben. Aufgrund der positiven Bewertung wurden somit die zehn angegebenen Studien in die Literaturarbeit inkludiert.

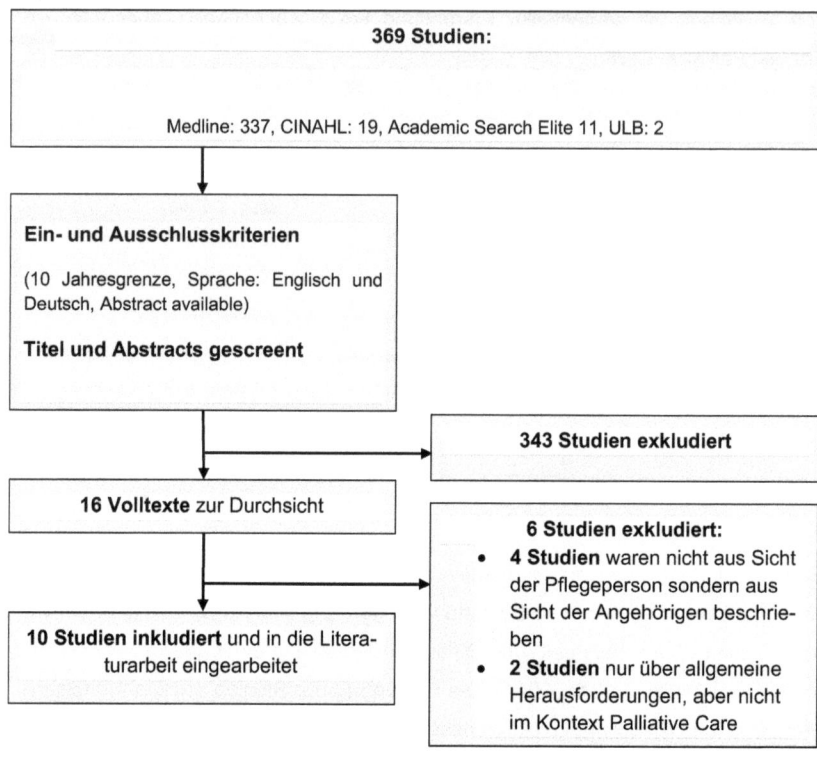

369 Studien:

Medline: 337, CINAHL: 19, Academic Search Elite 11, ULB: 2

Ein- und Ausschlusskriterien

(10 Jahresgrenze, Sprache: Englisch und Deutsch, Abstract available)

Titel und Abstracts gescreent

343 Studien exkludiert

16 Volltexte zur Durchsicht

6 Studien exkludiert:
- **4 Studien** waren nicht aus Sicht der Pflegeperson sondern aus Sicht der Angehörigen beschrieben
- **2 Studien** nur über allgemeine Herausforderungen, aber nicht im Kontext Palliative Care

10 Studien inkludiert und in die Literaturarbeit eingearbeitet

Abb.1: Flussdiagramm der Literaturrecherche (eigene Darstellung der Autorin, 2014)

3 Ergebnisse

Im folgenden Kapitel werden die Studien tabellarisch dargestellt, beschrieben und deren Ergebnisse zusammengefasst.

3.1 Tabellarische Darstellung der Studien

In der nachfolgenden Tabelle sind die zehn ausgewählten Studien dargestellt

Tab. 2: Tabellarische Darstellung der Studien (eigene Darstellung der Autorin, 2014)

Autor/ Jahr/ Land	Studiendesign	Erhebungsinstrument/ Stichprobe	Ziele	Ergebnisse
Johnson et al. (2009) Australia	qualitatives Studiendesign	6 Testgruppen (n=34) • Familienangehörige (n=10) • spezielles Palliativpflege Personal (n=5) • freiwilliges Palliativpflege Personal (n=6) • Demenzspezialisiertes Personal (n=5) • Allgemeinärzte (n=4) • Personal Langzeitpflege (n=4) *Halbstandardisierte Interviews* (n=24) • Familienangehörige (n=5) • Langzeitpflegepersonal (n=13) • Gesundheitsdienste (n=7)	• konzentriert sich auf die Probleme der Kommunikation, die die Implementierung einer palliativen Versorgung behindern können	• wenn Kommunikation effektiv von Pflegekräften eingesetzt - bessere Ergebnisse für Patienten und Angehörige ersichtlich • Schwierigkeiten beim Verständnis, dass Menschen mit dementieller Erkrankung vergleichbare Symptome wie Krebspatienten haben • Frustration und Verzweiflung beim Assessment von Symptomen • Schwierigkeiten mit Angehörigen über die Probleme zu sprechen • Herausforderung für Pflegekräfte Symptome zu registrieren • Schmerzen durch Kommunikationsschwierigkeiten unregistriert, unterbehandelt oder überbehandelt
Chang et al. (2009) Australia	qualitatives Studiendesign	5 Testgruppen (n=24) (Allgemeinmediziner, spezielles Palliativpflegepersonal, freiwilliges Palliativpersonal, Demenzspezialisiertes Personal, Langzeitpflegepersonal) halbstandardisierte Interviews (n=20)	• Herausforderungen bei der Pflege von Menschen mit fortgeschrittener Demenz identifizieren	• schwierig Assessments durchzuführen • Veränderungen des normalen Verhaltens müssen identifiziert werden • oftmals Mimik und Bewegung einzige Möglichkeit Schmerz zu bewerten • Wissensmangel bzgl. Palliative Care • durch Schluckstörungen Problem Gewichtsverlust und Kachexie • Verhaltensauffälligkeiten wie Wandern, physische und verbale Aggression

Lawrence et al. (2011) United Kingdom	qualitatives Studiendesign	Tiefeninterviews Pflegepersonen (n=23) Familienmitglieder (n=27)	gute Palliative Care für Menschen mit Demenz zu definieren und zu identifizieren	• um körperlichen Pflegebedarf zu erheben - Wissen über kognitive, funktionelle und kommunikative Probleme nötig • Wissenslücke bzgl. Demenz • Bedürfnisse können durch die hektische Umgebung auf einer Station übersehen werden • Assessment Instrumente z.B. Liverpool Care Pathway haben Pflegepersonen Sicherheit gegeben das Richtige zu tun • Zeitmangel – Pflegeperson kann nicht individuell auf Betroffenen eingehen • Herausforderung persönliche und berufliche Gefühle auszugleichen • Herausforderung: „Wann sollte man von der Diagnose Demenz dem Patienten berichten?" • oftmals Angehörige nicht aufgeklärt
Birch, Draper (2008) United Kingdom	Literaturübersicht	Literaturrecherche in den Datenbanken: ASSIA, Psychinfo, CINAHL, Medline, EMBASE, BNID, AMED; gefunden: (n=118) inkludiert: (n=29)	betrachtet die Herausforderungen für die Bereitstellung von effektiver Palliativversorgung für ältere Menschen mit Demenz und die möglichen Strategien, um Hindernisse zu überwinden	• Demenz nicht als palliative Krankheit betrachtet - lange Zeitspanne zwischen Diagnose und Tod • wenn keine selbstständige Entscheidungsfindung mehr möglich – Übernahme von Familienmitgliedern oder Pflegepersonen • signifikanter Beweis, dass Menschen mit fortgeschrittener Demenz schlechtes Schmerzmanagement und unangemessene Behandlung haben • Mediziner haben verschiedene Ansichten und Einstellungen bzgl. ab wann diese einen Menschen mit Demenz als palliativ ansehen
Sampson (2010) United Kingdom	Literaturübersicht	Literaturrecherche (n=199) PubMed (MeSH)"dementia" AND „palliative care"	welchen Benefit die palliative Versorgung für Menschen mit Demenz darstellen kann	• Schmerzkontrolle meistens inadäquat • Patienten mit fortgeschrittener Demenz haben Schwierigkeiten in der Kommunikation • Patienten entwickeln häufig Schluckstörungen • Assessment kann Herausforderung darstellen • Pflegekräfte müssen ethisch schwierige Entscheidungen treffen
Ouldred, Bryant (2008) United Kingdom	Literaturübersicht	Literaturrecherche; Die Literaturrecherche fand unter Einbezug fachrelevanter Artikel statt. Nähere Informationen, die Anzahl der verwendeten Studien betreffend, werden in der Literatur nicht angegeben und sind lediglich aus dem Literaturverzeichnis ersichtlich	befasst sich mit den häufigst auftretenden Symptomen bei fortgeschrittener Demenz und dem Bedarf vom Zugang zu Palliative Care; spezifische Aspekte bei der Pflege von Menschen mit dementieller Erkrankung und mit der Unterstützung von Pflegenden	• Demenz oftmals nicht als terminale Erkrankung angesehen • kommunikative Schwierigkeiten verhindern Identifikation von Bedürfnissen wie Hunger oder Erkennung von Schmerzen • Patienten können Schmerzen nicht orten und nicht richtig ausdrücken • spirituelle Bedürfnisse häufig nicht erkannt • durch Ortswechsel häufig Verhaltensveränderungen • Inzidenz von Depression bei fortgeschrittener Demenz sehr hoch
Gerhard	Literaturübersicht	Literaturrecherche	Probleme/Möglichkeiten	• Krankenhauseinweisungen führen verstärkt zu Verwir-

(2007) Deutschland	Die Literaturrecherche fand unter Einbezug fachrelevanter Artikel statt. Nähere Informationen, die Anzahl der verwendeten Studien betreffend, werden in der Literatur nicht angegeben und sind lediglich aus dem Literaturverzeichnis ersichtlich	der palliativen Versorgung bei Menschen mit fortgeschrittener Demenz aufzuzeigen	• rungszuständen – Einweisung erhöht Überlebensrate, jedoch nicht Lebensqualität • Antibiotikabehandlung erzielt keine Lebensverlängerung, oftmals Nebenwirkungen • bei fortgeschrittener Demenz - Probleme mit Nahrungsaufnahme, PEG Sonde? • Schmerzerfassung erschwert, da Kommunikation eingeschränkt – Anwendung von Instrumenten zur Fremdeinschätzung • Entscheidungsfähigkeit eingeschränkt – sollte im Vorhinein abgeklärt werden • vorhandene Versorgungsstrukturen reichen nicht aus - neue Konzepte sind notwendig
Barber, Murphy (2011) Literaturübersicht	Literaturrecherche in den Datenbanken: • PubMed • EBSCO • Scopus • CINAHL • Ovid • Cochrane Library Suchbegriffe: „palliative care", „dementia", „advanced dementia", „end of life", „challenges", „nutrition and hydration", „assessment" und „pain"	• Fokus auf die zwei meist problematischen Elemente bei der Betreuung von Menschen mit Demenz: Symptomkontrolle und Komfort	• viele können Schmerz nicht verbal äußern – Schmerz muss objektiv von Pflegeperson eingeschätzt werden • Aufmerksamkeit auf Verhalten und non-verbale Kommunikation • Demenzkranke drücken Schmerz durch Unruhe, Aggression und Agitation aus – oftmals als Verhalten durch die Erkrankung angesehen nicht als Schmerzursache • traditionelle Assessmentinstrumente können nicht verwendet werden • Pflegekräfte oftmals keine Ausbildung bzgl. Assessment und Management bei Demenz • bei fortgeschrittener Demenz Schluckstörungen – führt zur mangelnden Nahrungsaufnahme – PEG? • ethisches Dilemma – wann beginnt Sterbephase?
Sachs et al. (2004) USA Literaturübersicht	Literaturrecherche Die Literaturrecherche fand unter Einbezug fachrelevanter Artikel statt. Nähere Informationen, die Anzahl der verwendeten Studien betreffend, werden in der Literatur nicht angegeben und sind lediglich aus dem Literaturverzeichnis ersichtlich	• die wichtigsten Herausforderungen, die bei der palliativen Versorgung von Menschen mit Demenz auftreten zu diskutieren	• Schwierigkeiten Demenz als Krankheit zu betrachten, an der man stirbt • schwierig Prognosen zu stellen, wie lange Mensch mit Demenz lebt • Schwierigkeiten terminale Phase zu erkennen – da kein linearer Verlauf • Patienten mit Demenz Schwierigkeiten sich verbal auszudrücken, Antworten zu geben und Sinneseindrücke zu interpretieren • schwierig für Pflegeperson einzuschätzen wenn Patient unruhig/aggressiv ist – Demenz oder Schmerz? • Herausforderung: Patienten Äußerung, Äußerung der Angehörigen und objektive Sicht kombinieren

| Peacock (2008) Kanada | Literaturübersicht | Literaturrecherche Die Literaturrecherche fand unter Einbezug fachrelevanter Artikel statt. Nähere Informationen, die Anzahl der verwendeten Studien betreffend, werden in der Literatur nicht angegeben und sind lediglich aus dem Literaturverzeichnis ersichtlich | • moralische Probleme, die bei der Betreuung von Menschen mit fortgeschrittener Demenz auftreten, zu diskutieren • die Implementierung in die Pflegepraxis | • Patienten mit Demenz verlieren Fähigkeit Entscheidungen zu treffen • schwierig zu registrieren, wann Patient mit Demenz sich in terminaler Phase befindet • Demenz wird oft nicht als terminale Krankheit angesehen • Menschen im Endstadium der Demenz verspüren mehr Schmerzen • Personen mit Demenz können ihre Symptome und Bedürfnisse nicht äußern • da es für Angehörige schwierig ist, Entscheidungen zu treffen – muss dies oft Pflegeperson übernehmen – schwierige moralische Herausforderung • moralische Herausforderungen oftmals - wenn Pflegefachkräfte Gefühl haben nicht die Pflege durchzuführen, die sie als notwendig empfinden • adäquates Schmerzmanagement ist durch kognitive Einschränkung oftmals schwierig |

11

3.2 Synthese der einbezogenen Studien

Die Synthese beinhaltet die Analyse und den Vergleich der relevanten Ergebnisse der einzelnen in die Arbeit inkludierten Studien.

3.2.1 Demenz – eine terminale Erkrankung

Aus den Ergebnissen aller verwendeten Studien dieser Arbeit (Johnson et al., 2009; Chang et al., 2009; Lawrence et al., 2011; Birch, Draper, 2008; Sampson, 2010; Ouldred, Bryant, 2008; Gerhard, Bollig, 2007; Barber, Murphy, 2011; Sachs et al., 2004; Peacock, 2008) ist deutlich zu vernehmen, dass Demenz nicht als terminale Erkrankung angesehen wird. Birch, Draper (2004) und Sachs et al. (2004) sehen einen Grund hierfür, dass die Zeitspanne zwischen Diagnose und Tod normalerweise länger ist, als wie vergleichsweise bei Krebspatienten. Sachs et al. (2004) berichten in ihrer Studie darüber, dass der Zeitraum zwischen Diagnose und Tod meistens vier bis neun Jahre beträgt. Weiters schreiben die Autoren, dass wenn Demenz im Anfangsstadium oder im Mild cognitive impairment state diagnostiziert wird, diese Spanne noch größer wird und es so für Angehörige und Personen in Gesundheitsberufen noch schwieriger ist, Demenz als eine Erkrankung anzusehen, an der man stirbt.

Einen weiteren Grund warum Demenz nicht als terminale Erkrankung angesehen wird, sehen Sachs et al. (2004) darin, dass obwohl das Verständnis gegeben ist, dass Demenz eine fortschreitende, unheilbare Erkrankung ist, viele diese nicht als Todesursache sehen. Häufig sterben Menschen mit Demenz an Erkrankungen wie Pneumonie, koronare Herzkrankheiten oder Harnwegsinfekten. Vielen ist dabei nicht bewusst, dass Demenz die eigentliche Ursache für den Tod ist (Sachs et al., 2004).

Ouldred und Bryant (2008) schreiben in ihrer Studie darüber, dass es schwierig ist festzustellen, ab wann ein Patient mit Demenz das Endstadium seiner Krankheit erreicht hat. Die Ursache sehen Sachs et al. (2004) im unregelmäßigen Krankheitsverlauf. Während sich bei Krebspatienten der Krankheitsverlauf stetig verschlechtert, ist der Verlauf bei Menschen mit Demenz durch Einbrüche und Verbesserungen gekennzeichnet. Der Zustand verschlechtert sich zwar progredient, doch durch die Einbrüche ist es oftmals schwierig zu wissen, ob sich der Patient nun in der terminalen Phase befindet oder ob sich sein Zustand wieder verbessert (Sachs et al., 2004). Dies stellt sicherlich eine große Herausforderung für Pflegepersonen dar und kann, wenn unerkannt, zu einer unpassenden Behandlung führen (Chang et al., 2008).

Weiters sind alle Autoren der verwendeten Studien (Johnson et al., 2009; Chang et al., 2009; Lawrence et al., 2011; Birch, Draper, 2008; Sampson, 2010; Ouldred, Bryant, 2008; Gerhard, Bollig, 2007; Barber, Murphy, 2011; Sachs et al., 2004; Peacock, 2008) zum Ergebnis gekommen, dass Wissenslücken bezüglich Demenz vorhanden sind. Laut Chang et al. (2008) geht es dabei vor allem um Wissensdefizite über die Diagnose Demenz und über die pharmakologische Behandlung der Symptome bei Demenz. Eine der Teilnehmerinnen der vorangeführten, qualitativen Studie beschreibt dies wie folgt: „I think there is definitely a gap with the education. I would like to have more time to spend with the staff on education myself" (Chang et al., 2008).

3.2.2 Kommunikation mit Patienten und deren Angehörigen

Herausforderungen bezüglich einer effektiven Kommunikation in der Palliativpflege sind allgemein bekannt, aber im Zusammenhang mit Menschen mit Demenz, stellen diese weitere Herausforderungen dar (Birch, Draper, 2008). Laut Johnson et al. (2009) wird der Kontext, in dem Kommunikation stattfindet, durch zwei Faktoren erschwert. Der erste Faktor ist dadurch gekennzeichnet, dass es im Krankheitsverlauf zur Abnahme der Fähigkeit kommt, Wünsche und Bedürfnisse zu äußern. Der zweite Faktor besteht darin, dass bei fortgeschrittener Demenz die Komorbidität steigt.

Weitere Ergebnisse der qualitativen Studie von Johnson et al. (2009) unterstreichen die eingeschränkte bzw. nicht vorhandene Kapazität von Personen mit fortgeschrittener Demenz, ihre Wünsche den Pflegepersonen mitzuteilen. Dies stellt eine erhebliche Barriere im Management der Symptome dar und hat auch Auswirkungen auf die zukünftige Pflegeplanung. Auch Ouldred und Bryant (2008) berichten über Probleme im Symptommanagement durch die eingeschränkten Kommunikationsfähigkeiten von Menschen in späteren Stadien der Demenz. Durch die Abnahme der kognitiven und kommunikativen Fähigkeiten wird es immer schwieriger für Pflegepersonen die Wünsche und Bedürfnisse des Patienten zu verstehen. Diese Schwierigkeiten behindern auch oftmals die Identifikation von Hunger, Schmerzen und die Anzeichen einer akuten Erkrankung (Ouldred, Bryant, 2008).

In der Studie von Johnson et al. (2009) wurde festgestellt, dass die Kommunikation eine der größten Defizite in der Versorgung von Menschen mit Demenz darstellt. Die fortschreitende Verschlechterung der kognitiven Funktion und die Folgen der inadäquaten Kommunikation führen beim Pflegepersonal zu Frustration und Überforderung beim Assessment von Symptomen. Deshalb sei laut Ouldred und Bryant (2008) eine Ausbildung bezüglich der Kommunikation mit Menschen mit Demenz sehr wichtig, um eine effektive Palliativpflege zu gewährleisten.

Eine weitere Herausforderung für das Pflegepersonal stellt nicht nur die Kommunikation mit den Erkrankten, sondern auch die Kommunikation mit deren Angehörigen dar (Johnson et al., 2009). Laut Gerhard und Bollig (2007) ist die Kommunikation mit Angehörigen sehr wichtig, denn diese geben Pflegepersonen Informationen über den Patienten, treffen Entscheidungen und dienen sogar oftmals als Dolmetscher. Deshalb ist es sehr wichtig Angehörige bezüglich Krankheitsverlauf, Komplikationen bei Demenz und limitierten Behandlungsoptionen Informationen zu geben (Ouldred, Bryant, 2008). Eine Teilnehmerin in der qualitativen Studie von Johnson et al. (2009) beschreibt diese Herausforderung folgendermaßen: „I could look after a resident and do anything they needed but I found it hard to talk to the family members. It was very difficult because they were always looking for answers I suppose or what more can you do."

3.2.3 Prognose, Assessment und Symptommanagement

Realistische Prognosen sind essentiell für Patienten und Pflegende um realistische Erwartungen haben zu können. Diese Prognosen zu stellen, ist eine komplexe und herausfordernde Aufgabe, die sich in erster Linie auf die klinische Beurteilung stützt. Die Schwierigkeit dieser Aufgabe ist der Verlauf der Krankheit, da eine lange Periode zwischen der Diagnose der Krankheit und dem Tod liegt (Birch, Draper, 2008). Auch Ouldred und Bryant (2008) berichten in ihrer Studie über die Schwierigkeiten in der Prognose von Demenz, besonders über die Schwierigkeit festzustellen, wann ein Patient den Punkt erreicht hat, wann dieser palliative Pflege benötigt. Laut Lawrence et al. (2011) gaben Instrumente wie zum Beispiel der Liverpool Care Pathway den Pflegepersonen die Sicherheit, das Richtige zu tun.

Teilnehmer in der qualitativen Studie von Chang et al. (2008) haben berichtet, dass auch das Assessment mit einem in der Kommunikation eingeschränkten Patienten eine Herausforderung darstellt. Hierbei ist es wichtig Veränderungen im individuellen normalen Verhalten festzustellen. Eine Teilnehmerin in der Studie von Chang et al. (2008) beschreibt dies folgendermaßen: „She normally just walks up and down....all day. Now, sometimes she's sort of agitated and so normally I think....She could have pain.... It could be that they're constipated...It could be, also, that they've got a UTI."

Ein ausführliches Assessment im Akutkrankenhaus durchzuführen, beschreiben Lawrence et al. (2011) als schwierig. Die Ursache hierfür sehen die Autoren darin, dass die zeitlichen Ressourcen im Akutkrankenhaus nicht gegeben sind bzw. die Verweildauer nicht lange genug ist, um individuell auf die Bedürfnisse der Patienten und deren Angehörigen eingehen zu können. So ist es dann oftmals eine Herausforderung festzustellen, ob der Patient Veränderungen im Verhalten hat oder ob er einen Diskomfort erleidet. Deshalb ist es laut Lawrence et al. (2011) wichtig, Wissen über kognitive, funktionelle und kommunikative Probleme zu haben, um den Pflegebedarf richtig erheben zu können.

Den Ergebnissen von Johnson et al. (2009) zu Folge war es offensichtlich, dass Menschen, die an einer nicht malignen Erkrankung sterben, Symptome erleiden, die mit Krebspatienten vergleichbar sind. Patienten mit fortgeschrittener Demenz leiden an Symptomen wie Schmerzen, Dyspnoe, Agitation, Schluckstörungen oder Appetitlosigkeit (Sampson, 2008). Eine retrospektive Studie verglich 170 Menschen mit Demenz mit 1513 Krebspatienten bezüglich Symptome. Die Ergebnisse dieser Studie zeigten, dass die Symptome der Patienten sehr ähnlich waren und auch die Bedürfnisse ans Gesundheitswesen (Sampson, 2008).

3.2.4 Schmerz

Obwohl Schmerz kein offensichtliches Symptom von fortgeschrittener Demenz ist, ist es wichtig, sich in Erinnerung zu rufen, dass Menschen mit Demenz durch die oftmals auftretende Komorbidität an Schmerzen leiden (Ouldred, Bryant, 2008). Die Autoren aller verwendeten Studien (Johnson et al., 2009; Chang et al., 2009; Lawrence et al., 2011; Birch, Draper, 2008; Sampson, 2010; Ouldred, Bryant, 2008; Gerhard, Bollig, 2007; Barber, Murphy, 2011; Sachs et al., 2004; Peacock, 2008) kommen zum Ergebnis, dass Menschen mit Demenz oftmals nicht in der Lage sind ihre Schmerzen zu orten und auszudrücken. Laut Sampson (2008) treten bei dementen Menschen häufig Schmerzen auf und diese bleiben oft unerkannt oder werden zu wenig behandelt. Retrospektive Interviews mit Familienangehörigen und Pflegenden zeigen, dass in den letzten sechs Lebensmonaten 75% der Menschen mit Demenz an Schmerzen litten, im Gegensatz dazu 60% der Krebspatienten. Weiters zeigte sich, dass die Schmerzkontrolle oft inadäquat ist. Zum Beispiel wurden kognitiv eingeschränkten Patienten mit einem Oberschenkelhalsbruch 30% mehr Analgetika verschrieben, als kognitiv intakten Patienten (Sampson, 2008).

Laut Barber und Murphy (2011) ist die Schmerzkontrolle bei Patienten mit Demenz inadäquat. Da Menschen mit Demenz ihre Schmerzen nicht verbal ausdrücken können oder sich auch nicht mitteilen können, wenn der Schmerz nachgelassen hat, ist ein adäquates Schmerzmanagement herausfordernd. Im Anfangsstadium der Erkrankung ist es noch möglich die Patienten zu verstehen, aber mit Abnahme der kognitiven Fähigkeiten wird dies immer schwieriger (Barber, Murphy, 2011). Die Schwierigkeit für Pflegende tritt dann auf, wenn traditionelle Methoden von Schmerzassessmentinstrumenten keinen Anklang mehr finden und ein objektives Assessment notwendig wird (Gerhard, Bollig, 2007; Barber, Murphy, 2011). Laut

Lawrence et al. (2011) muss vermehrt auf Mimik, Bewegungen, Reaktionen und auf Verhaltensveränderungen geachtet werden, um Schmerzen einschätzen zu können.

Sampson (2008) berichtet in ihrer Studie darüber, dass Patienten mit Demenz Schwierigkeiten in der Kommunikation aufweisen. Dies führt zu Verhaltensveränderungen wie zum Beispiel Agitation und sozialem Rückzug. Dieses Verhalten wird laut Gerhard und Bollig (2007) oft auf die Krankheit Demenz bezogen und nicht darauf, dass der Patient Schmerzen erfährt. Dies ist darauf zurückzuführen, dass Pflegepersonen nicht gut geschult sind bzw. Schmerzen nicht als Problem in dieser Gruppe von Patienten betrachten (Barber, Murphy, 2011).

3.2.5 Essen, Trinken und Schlucken

Ouldred und Bryant (2008) berichten in ihrer Studie darüber, dass 70% der Menschen mit Demenz an Schluckstörungen leiden. Weiters treten häufig Appetitlosigkeit, wenig Hungergefühl und Dyspraxien auf. In der qualitativen Studie von Chang et al. (2008) sprachen Teilnehmer über die Besorgnis bezüglich Schluckstörungen, Gewichtsverlust und künstlicher Ernährung: „There's a big panic if they've lost a couple of kilos and you have to let the family know and let the doctor know about it, but you can't make people eat. The dietician would come in and they'd say, `Oh, we need to weekly weigh. Their weight's going down every week`, and we'd say, 'Well, we can't feed them. They won't take anything by mouth.'"

Studien zeigen, dass die Lebenserwartung bei händischer Eingabe und invasiven Methoden gleich ist. Die künstliche Ernährung wird in den meisten Fällen als Behandlungsform herangezogen. Hierbei kommen nasogastrale Sonden, perkutane endoskopische Gastrostomie (PEG) und subkutane Infusionen zum Einsatz (Ouldred, Bryant, 2008). Aus den Ergebnissen der Studie von Sampson (2008) ist zu vernehmen, dass enterale Ernährung keinen Benefit bezüglich der Überlebenszeit, dem Mortalitätsrisiko, der Ernährungsparameter und der Reduktion von Druckgeschwüren darstellt. Studien bezüglich der Auswirkungen auf die Lebensqualität liegen keine vor.

Babker und Murphy (2011) schreiben in ihrer Studie darüber, dass die enterale Ernährung ein sehr kontrovers diskutiertes Thema ist und bei allen Beteiligten Stress auslösen und zu Streitigkeiten führen kann. Die Entscheidung zur enteralen Ernährung wird beeinflusst durch ethische Fragen, klinische Anforderungen, Präferenzen von Ärzten und Pflegepersonen, Hausstandards und ob eine Patientenverfügung vorliegt (Sampson, 2008). Viele Pflegepersonen gelangen durch diese Entscheidung in ein ethisches Dilemma (Barber, Murphy, 2011).

3.2.6 Medizinische Interventionen bei Infektionen

Laut Ouldred und Bryant (2008) sind Infektionen unvermeidbare Konsequenzen, die durch die Unfähigkeit Symptome auszudrücken und der vorhandenen Immunschwäche bei Demenz auftreten. Patienten mit Demenz sind im letzten Stadium immobil, bettlägrig, haben ein erhöhtes Aspirationsrisiko und eine eingeschränkte Immunabwehr. Dadurch treten häufig Infektionen wie Pneumonie und Harnwegsinfekte auf (Sampson, 2008). Studien zeigen, dass die Behandlung mit Antibiotika bei Menschen mit Demenz häufiger Einsatz findet als bei Patienten mit Krebs (Birch, Draper, 2008). Auch die Teilnehmer der Studie von Chang et al. (2008) berichten, dass dementen Menschen Antibiotika routinemäßig bei allen Infektionen verabreicht werden.

Ob lebensbedrohliche Infektionen bei Menschen mit fortgeschrittener Demenz mit Antibiotika behandelt werden sollten, wird häufig diskutiert. Oftmals wird durch die Antibiotikagabe keine Lebensverlängerung bzw. Verbesserung der Lebensqualität erzielt, eher wird die Lebensqualität durch die Nebenwirkungen wie Durchfall und Allergien reduziert (Gerhard, Bollig, 2007). Auch die Studie von Sachs et al. (2004) zeigt, dass es keinen Unterschied bezüglich der Mortalität zwischen Patienten, die Antibiotika bekommen und Patienten, die nur die Palliativversorgung bekommen, gibt. Sachs et al. (2007) berichten in ihrer Studie auch, dass Patienten mit kognitiven Einschränkungen häufiger schmerzhafte Untersuchungen wie zum Beispiel Blutgasuntersuchungen haben. Ouldred und Bryant (2008) schreiben darüber, dass berücksichtigt werden sollte, welche ursprüngliche Ursache für die Infektion verantwortlich ist und dass die palliative Gabe von Antibiotika individuell gewählt werden sollte. Die Entscheidung ob eine Antibiotikagabe sinnvoll ist oder nicht, ist eine moralische und emotionale Herausforderung für die Betroffenen und sollte auch mit der Familie diskutiert werden (Sachs et al., 2004).

3.2.7 Moralische und ethische Herausforderungen

Im Vergleich zu Krebspatienten und Patienten mit anderen chronischen Erkrankungen, leiden Menschen mit Demenz an kognitiven Einschränkungen und an einem Mangel an der Fähigkeit Entscheidungen zu treffen (Sampson, 2008). Die Pflege und die Entscheidungen, die in der Palliative Care auftreten, sind eine der herausforderndsten moralischen Probleme für Pflegende (Peacock, 2008). Je weiter die Krankheit fortschreitet, desto eingeschränkter wird die Entscheidungsfindung. Fragen bezüglich Reanimation, Sondennahrung usw. sollten im Vorhinein getroffen werden. Eine Erleichterung für Angehörige und Pflegepersonen bringt hierbei eine Patientenverfügung (Gerhard, Bollig, 2007). Die Ergebnisse von Ouldred und Bryant (2008) zeigen, dass ein Mangel an Patientenverfügungen bei Menschen mit Demenz vorherrscht. Grund dafür könnte laut Lawrence et al. (2011) eine Wissenslücke bezüglich Patientenverfügung sein. Eine weitere Herausforderung für Pflegepersonen ist der Zeitpunkt, wann das Thema Patientenverfügung angesprochen werden sollte. Zu früh kann zu Stress und Angst bei den Betroffenen führen. Wenn das Thema aber zu spät angesprochen wird, besteht die Möglichkeit, dass der Patient nicht mehr im Stande ist, Entscheidungen zu treffen (Lawrence et al., 2011).

Wenn keine Patientenverfügung vorhanden ist, müssen Familienangehörige die Entscheidungsfindung übernehmen. Da diese meist Laien sind und wenig Wissen bezüglich der Konsequenzen und Risiken der Erkrankung aufweisen, haben die Pflegepersonen die Aufgabe Entscheidungen zu treffen. Dies führt oftmals zu einem ethischen Dilemma bei den Pflegepersonen (Peacock, 2008). Weitere moralische Herausforderungen, die Peacock (2008) in ihrer Studie beschreibt, sind das Nicht-Wahrhabenwollen oder die Unfähigkeit das Endstadium der Demenz zu erkennen, die Qualität der Pflege zu erhalten und gleichzeitig die Erwartungen der Familie zu erfüllen.

Ethische und moralische Probleme treten dann auf, wenn Pflegende nicht die Pflege durchführen können, die sie als notwendig erachten. Hierbei ist sicher ein Mangel an Autonomie von großer Bedeutung (Peacock, 2008). Pflegekräfte müssen Handlungen durchführen, die andere entschieden haben, da sie in der Entscheidungsfindung von Ärzten ausgeschlossen werden. Dies macht es schwierig für sie, ihre moralische Integrität zu erhalten (Peacock, 2008).

3.3 Zusammenfassung der Ergebnisse

Alle Autoren der verwendeten Studien (Johnson et al., 2009; Chang et al., 2009; Lawrence et al., 2011; Birch, Draper, 2008; Sampson, 2010; Ouldred, Bryant, 2008; Gerhard, Bollig, 2007; Barber, Murphy, 2011; Sachs et al., 2004; Peacock, 2008) kommen zu dem Ergebnis, dass die Tatsache, dass Demenz von Pflegepersonen und Angehörigen nicht als terminale Erkrankung angesehen wird, eine der größten Herausforderungen darstellt. Der Grund hierfür liegt laut Birch, Draper (2004) und Sachs et al. (2004) darin, dass der Zeitraum zwischen der Diagnose der Erkrankung und dem Tod zu lange ist. Ouldred und Bryant (2008) fanden in ihrer Studie heraus, dass es schwierig ist festzustellen, ab wann ein Patient mit Demenz sich im Endstadium seiner Krankheit befindet. Weiters berichten Lawrence et al. (2011) über eine Wissenslücke bezüglich Demenz.

Eine weitere Herausforderung stellt laut Johnson et al. (2009) die eingeschränkte bzw. nicht vorhandene Kapazität, Wünsche und Bedürfnisse an Pflegepersonen weiterzuleiten, dar. Dies behindert die Identifikation von Hunger, Schmerzen und Anzeichen von akuten Erkrankungen (Ouldred, Bryant, 2008). Denn oftmals sind Menschen mit Demenz nicht in der Lage Schmerzen zu orten und auszudrücken. Durch den Verlust dieser Fähigkeit finden traditionelle Assessmentinstrumente keinen Anklang (Barber, Murphy, 2011). Pflegepersonen müssen das Schmerzassessment dann auf objekte Beobachtungen wie Mimik, Bewegung und Verhaltensveränderungen aufbauen (Lawrence et al., 2011).

Im Krankheitsverlauf kommt es zum Verlust der Entscheidungsfähigkeit (Sampson, 2008). Hierbei kann laut Gerhard und Bollig (2007) eine Patientenverfügung sehr hilfreich sein. Doch die Ergebnisse von Ouldred und Bryant (2008) zeigen, dass ein Mangel an Patientenverfügungen bei Menschen mit Demenz vorherrscht. Wenn keine Patientenverfügung vorhanden ist, müssen Familienangehörige die Entscheidungsfindung übernehmen. Da diese meist Laien sind und wenig Wissen bezüglich der Konsequenzen und Risiken der Erkrankung aufweisen, haben Pflegekräfte die Aufgabe Entscheidungen zu treffen. Dies führt oftmals zu einem ethischen Dilemma bei den Pflegepersonen (Peacock, 2008).

4 Diskussion

Das Hauptanliegen dieser Bachelorarbeit war es, auf der Basis einer systematischen Literaturrecherche, auf die Herausforderungen, denen sich Pflegende in der Palliative Care bei der Betreuung von Menschen mit dementieller Erkrankung stellen, aufmerksam zu machen. Zusammen sollten die Ergebnisse einen Überblick über den aktuellen Ist-Zustand geben um die Problematik Demenz in der Palliative Care bewusster zu machen.

Die Anzahl der Menschen mit Demenz, die eine palliative Versorgung benötigen, wird in den nächsten zehn Jahren dramatisch steigen (Sampson, 2010). Somit wird das Management dieser Erkrankung zu einem nationalen und internationalen Schwerpunkt des Gesundheitswesens (Birch, Draper, 2008). Durch die Auseinandersetzung mit diesem Thema und durch die steigende Inzidenz von Demenz wird deutlich, welche wichtige Rolle die Pflege in der Versorgung dieser Patientengruppe spielt und welchen großen Herausforderungen Pflegekräfte bei der Betreuung gegenüberstehen.

4.1 Prognose, Assessment und Symptommanagement

In den inkludierten Studien wird eine Vielzahl von Herausforderungen bei der Betreuung von Menschen mit dementieller Erkrankung in der palliativen Pflege beschrieben. Die meisten Herausforderungen sind Folgen der eingeschränkten bzw. nicht vorhandenen Kommunikationsfähigkeit von Menschen mit fortgeschrittener Demenz (Johnson et al., 2009). Diese erschweren vor allem das Assesment von Symptomen (Chang et al., 2008). Schmerzen, Schwäche, Appetitlosigkeit und Depressionen sind nur ein Auszug an Symptomen, die Patienten mit Demenz im Endstadium ihrer Erkrankung erleiden (Johnson et al., 2009). Eine Herausforderung für Pflegende ist hierbei, diese zu registrieren und diesbezüglich zu handeln. Vor allem das adäquate Schmerzmanagement wird als herausfordernd beschrieben (Barber, Murphy, 2011). Hierbei ist es wichtig für Pflegende darauf zu achten, dass obwohl das Schmerzverhalten bei Menschen mit dementieller Erkrankung verändert ist, ihre Schmerzwahrnehmung immer noch intakt ist.

Lawrence et al. (2011) schreiben in ihrer Studie auch darüber, dass es aufgrund von mangelnden zeitlichen Ressourcen und der verkürzten Verweildauer des Patienten schwierig ist, ein ausführliches Assessment im Akutkrankenhaus durchzuführen. Auch die Autorin dieser Arbeit ist der Meinung, dass die zeitlichen Ressourcen für eine individuelle Betreuung von Betroffenen nicht gegeben sind. Bei Menschen mit Demenz ist ein ausführliches Assessment unabdingbar. Um die individuellen Bedürfnisse des Betroffenen und deren Angehörigen kennen zulernen, benötigt man Zeit und Empathie. Es ist wichtig den Erkrankten und seine Gewohnheiten besser kennenzulernen, um auch so Verhaltensveränderungen, die auch Indikatoren für Schmerzen sein können, zu registrieren und darauf angemessen zu reagieren. Für das Setting Akutkrankenhaus könnten spezialisierte Abteilungen, die eine angemessene räumliche Umgebung und spezialisiertes Pflegepersonal für Meschen mit Demenz aufweisen, eingerichtet werden.

Durch die zu erwartenden Fallzahlen im Bereich Demenz, sind auch Veränderungen im extramuralen Bereich notwendig. Eine Forderung der Autorin diesbezüglich, stellt die Schaffung von Kompetenzzentren dar. Hier sollte die Betreuung von Menschen mit Demenz schwerpunktmäßig im Vordergrund stehen. In Österreich finden Demenzbereiche in Pflegeeinrichtungen zwar schon ihren Platz, doch analog zu den skandinavischen Ländern sollten der Ausbau von speziellen Kompetenzzentren für Demenz fokusiert werden.

Um ein adäquates Assessment und Symptommanagement zu gewährleisten, müssen Pflegekräfte in der Lage sein, klinische Merkmale der Erkrankung Demenz zu erkennen. Dies benötigt Wissen bezüglich der Erkrankung Demenz, deren Symptomen und auch über Palliative Care (Ouldred, Bryant, 2008). Allen inkludierten Studien zufolge, liegt aber ein Wissensdefizit bezüglich Demenz und Palliative Care vor, was den Zugang von Menschen mit Demenz in die palliative Versorgung erschwert. Sachs et al. (2004) sind der Meinung, dass Fortschritte in der palliativen Versorgung nur durch Maßnahmen auf Ebene der Ausbildung, der klinischen Praxis und auf Ebene des Gesundheitssystemes gemacht werden können. Bezüglich dessen kommt die Autorin dieser Arbeit auf das Kompetenzmodell des ÖGKVs (Östereichischer Gesundheits- und Krankenpflegeverband) zu sprechen. Dieses Modell wurde an das Kompetenzmodell des ICN (International

Council of Nurses) angelehnt. Aufgrund der zukünftigen Erfordernisse im Pflege-bereich durch bevölkerungsbezogene und berufliche Aspekte, gibt es Pflegenden einen anschaulichen Rahmen in dem sich professionelle Pflege bewegt. Das Mo-dell umfasst fünf Stufen: Unterstützungskraft, Pflegeassistenz, GeneralistIn, Spe-zialistIn und ANP (Advanced Nurse Pratitioner)(ÖGKV, 2011; S. 3-4). Dieses Kompetenzmodell spricht auch von Advanced Nursing Practice und zielt auf die Spezialisierungen in verschiedensten Bereichen der Pflege ab. Gerade in der Langzeitpflege und im Zusammenhang mit der palliativen Betreung im geriatri-schen Bereich wird hier Stellung bezogen. Somit sind auch Veränderungen im Gesetz notwendig.

Die Autorin dieser Arbeit ist auch der Meinung, dass es von Seiten der Gesetzge-bung aus notwendig sei, eine Sonderausbildung für den Bereich Demenz im GuKG zu installieren. Erste Ansätze sind durch die Akademisierung der Pflege auf Bachelornivaus derzeit im Laufen. Somit könnte zukünftig auch eine darauf ange-setzte Spezialisierung im Bereich Demenz und/oder Palliative Care auf Masterni-veau geschaffen werden.

Weiters ist die Bildung der Bevölkerung wichtig. Empowerment ist hierbei ein wich-tiger Ansatz, um das Verständnis für die Erkrankung Demenz zu gewährleisten. Vor allem das Verständis, dass Demenz eine terminale Erkrankung ist. Sicherlich ist vielen bewusst, dass es sich bei Demenz um eine fortschreitende, unheilbare Erkrankung handelt. Viele Demenzerkrankte sterben an Pneumonie, Harnwegsin-fekten oder koronaren Herzerkrankungen. Dass Demenz die eigentliche Ursache für diese Erkrankungen ist, bleibt meist unbedacht. Wenn das Bewusstsein gege-ben ist, könnten viele Angehörige von Menschen mit Demenz verständnisvoller reagieren und somit eher akzeptieren, den kurativen Weg der Medizin zu verlas-sen und den palliativen Weg einzuschlagen.

4.2 Ethische und moralische Herausforderungen

Die Entscheidungsfindung bildet einen großen Teil in der Pflegepraxis der Palliative Care. Neben den Barrieren in der palliativen Versorgung, haben Pflegekräfte eine moralische Verpflichtung dazu, empfindlich auf die Bedürfnisse des Betroffenen und dessen Familie zu reagieren (Peacock, 2008). Pflegende geraten oftmals in ein ethisches Dilemmata, da sie den Ansprüchen der Gesellschaft, der institutionellen Politik, den Wünschen des Betroffenen und den Wünschen der Angehörigen zu entsprechen haben (Chang et al., 2008).

Die Entscheidungen, die in der Palliative Care auftreten, sind eine der herausfordernsten moralischen Probleme für Pflegende. Vor allem die Entscheidung die kurative Behandlung abzubrechen und sich für die palliative Versorgung zu entscheiden ist schwierig. Sicherlich wird diese Entscheidung durch den unregelmäßigen Krankheitsverlauf der Demenz erschwert. Der Verlauf der Krankheit Demenz ist immer wieder durch Einbrüche und Verbesserungen gekennzeichnet. Doch herauszufinden ob bei einem Krankheitseinbruch wieder eine Verbesserung in Aussicht ist oder nicht, wird von vielen Pflegenden und auch Ärzten als herausfordernd beschrieben.

Die Entscheidungen bezüglich Reanimation, Sondennahrung, Antibiotikagabe usw. können im Vorhinein durch eine Patientenverfügung getroffen werden (Gerhard, Bollig, 2007). Doch auch hierbei treten laut Meinung der Autorin dieser Arbeit Fragen auf: Wann sollte mit dem Patienten/ Angehörigen über eine Patientenverfügung gesprochen werden? Wenn der Zeitpunkt zu früh angesetzt wird, kann dies sicherlich zu Angst bei den Betroffenen führen. Es ist im Frühstadium der Erkrankung vielen sicher auch nicht bewusst, dass Demenz eine terminale Erkrankung ist und dass in Zukunft Fragen oder auch Situationen auftreten könnten, deren Vorgehen im Vorhinein geklärt werden sollte. Wenn der Zeitpunkt zu spät stattfindet, besteht die Möglichkeit, dass die Erkrankung so weit fortgeschritten ist, dass der Erkrankte selbst keine Entscheidungen mehr treffen kann. Dieses kann, laut Meinung der Autorin dieser Arbeit, Pflegende in ethisches Dilemma bringen.

Wenn keine Patientenverfügung vorliegt und diese moralische Herausforderung erleichtert werden sollte, kann der palliative Behandlungsplan angewendet werden. Dieses Instrument kann Krisen am Lebensende durch vorausschauende Planung vorbeugen (Lederer et al., 2011). Der Plan wurde 2010 für die Versorgung von geriatrischen Patienten entwickelt. Er gibt auf der Vorderseite Auskunft über die persönlichen Daten, den Diagnosen des Patienten und dem Vorliegen einer Vorsorgevollmacht, Sachwalterschaft und einer beachtlichen oder verbindlichen Patientenverfügung. Weiters wird auch die Entscheidungs- bzw. Urteilsfähigkeit, die durch einen MMST (Mini-Mental-Status Test) festgestellt wurde, auf der ersten Seite notiert. Auf der Rückseite wird der Behandlungsplan für mögliche Komplikationen wie zum Beispiel: Schmerzen, Rasselatmung, usw. notiert. Auch die Hauptbezugsperson und der Hausarzt werden dort angegeben. Natürlich setzt der palliative Behandlungsplan ein Gespräch und eine Aufklärung zwischen Patienten, den behandelnden Hausärzten, Pflegenden und den Angehörigen voraus. Doch die Ergebnisse der Studie von Lederer et al. (2011) zeigt, dass bereits nach acht Monaten Anwendung eine Entlastung bei den Angehörigen und eine große Erleichterung bei den Pflegenden beobachtbar war.

Oftmals müssen Pflegende auch Handlungen durchführen, die andere entschieden haben. Die Entscheidung findet meist auf ärztlicher Seite statt und die Durchführung obliegt der Pflege. Die Autorin dieser Arbeit ist der Meinung, dass durch die Akademisierung der Pflege auf Bachelornivau der Pflege in Zukunft mehr Ansehen bzw. mehr Autonomie zukommen wird. Dies ist auch für die Pflegekräfte wichtig, um ihre moralische Integrität zu bewahren. Auch die Zusammenarbeit zwischen den Berufsgruppen sollte in Zukunft von der Multidisziplinarität auf die Interdisziplinarität übergehen. Wenn die Zusammenarbeit und der Austausch zwischen den verschiedenen Berufsgruppen gegeben sind, kann dies die Qualität für den Patienten sichtlich verbessern.

4.3 Limitationen

Die vorliegende Literaturarbeit unterliegt einigen methodischen Einschränkungen. Da der Autorin nicht alle Datenbanken zugänglich waren, sind dadurch weitere relevante Studien nicht in die Literaturarbeit inkludiert wurden. Weiters wurden

Studien, die nicht in englischer oder deutscher Sprache waren exkludiert. Des Weiteren ist zu bemerken, dass die verwendeten Studien großteils im englischsprachigen Raum durchgeführt wurden, was es schwierig macht, die Ergebnisse auf Österreich zu beziehen. Durch den Mangel an vorliegenden qualitativen Studien, wurden großteils Literaturübersichtsarbeiten in diese Arbeit inkludiert, was zeigt, dass noch Forschungsbedarf bezüglich diesem Thema vorhanden ist. Lawrence et al. (2011) schreiben in ihrer Studie, dass die Stichprobengröße für eine qualitative Studie relativ groß war, jedoch nicht davon ausgegangen werden kann, dass dies typisch für alle Einrichtungen ist. Auch Chang et al. (2008) schreiben in ihrer Studie darüber, dass die geringe Stichprobengröße und die nicht vorhandene Randomisierung nicht representativ für die Gesamtpopulation anzusehen ist. Auch lag der Interviewschwerpunkt auf dem Wissen und den Fähigkeiten der Mitarbeiter, für andere Herausforderungen hätten andere Fragen gestellt werden müssen.

4.4 Relevanz für die Pflegepraxis

Die Ergebnisse von Johnson et al. (2009) weisen vor allem auf die eingeschränkte bzw. nicht vorhandene Kommunikationsfähigkeit von Menschen mit Demenz hin. Dies stellt eine signifikante Barriere im Management ihrer Symptome dar. Vor allem das adäquate Schmerzmanagement ist bei dieser Patientengruppe eine Herausforderung. Barber und Murphy (2011) sind der Meinung, dass die Anwendung von spezialisierten Schmerzassessmentinstrumenten, die auch das Verhalten des Patienten miteinbeziehen, zur Verbesserung im Schmerzmanagement beitragen kann. Weiters berichten Johnson et al. (2009) darüber, dass non-verbale Äußerungen wie z.B. Aggression oder Appetitmangel Indikatoren für Schmerzen sein können. Wichtig hierbei sei es, dass das Pflegepersonal dieses Verhalten als potentielles Zeichen für Schmerz betrachtet und demnach angemessene Schmerzassessmentinstrumente anwendet.

Neben den Herausforderungen bei der Kommunikation wurde auch ein Wissensdefizit bezüglich Palliative Care und Demenz festgestellt (Johnson et al. 2009). Peacock (2008) ist hierbei der Meinung, dass die Ausbildung mehrere Schwerpunkte beinhalten sollte: ein angemessenes Schmerzmanagement, den Punkt Demenz als eine terminale Erkrankung anzusehen und auch die Unterstützung

der hinterbliebenen Angehörigen. Ouldred und Bryant (2008) schreiben auch darüber, dass die Notwendigkeit der Implementierung von Dementen in die Palliative
Care geschult werden sollte. Sachs et al. (2004) berichten in ihrer Studie sogar
darüber, dass das Wissen bezüglich Demenz und Palliative Care in der Pflege-
ausbildung erweitert werden sollte und damit auch Änderungen im Curriculum
notwendig seien.

Mit einer verbesserten Ausbildung und mehr Wissen im Bereich Demenz, können
Pflegekräfte moralischen Herausforderungen mit mehr Zuversicht begegnen und
empfindlicher auf die Bedürfnisse der Betroffenen und deren Familien reagieren
(Peacock, 2008). Auch in der Entscheidungsfindung könnten damit Verbesserungen erzielt bzw. diese den Pflegepersonen erleichtert werden. Chang et al. (2008)
beschreiben hierbei die Wichtigkeit einer Patientenverfügung. Diese sollte schon
im frühen Stadium der Krankheit Beachtung finden um den wirklichen Wünschen
des Patienten zu entsprechen. Für die Entscheidungsfindung können auch allge-
meingültige Leitfäden wie zum Beispiel der Liverpool Care Pathway empfohlen
werden. Teilnehmer in der Studie von Lawrence et al. (2011) berichten darüber,
dass solche Leitlinien ihnen die Sicherheit gaben, das Richtige zu tun.

4.5 Relevanz für die Pflegeforschung

Lawrence et al. (2011) schreiben in ihrer Studie, dass ihre Studie aus Sicht der
Pflegenden durchgeführt wurde und in Zukunft noch Studien aus Sicht der Betroffenen notwendig sind. Auch die Autorin dieser Arbeit unterstützt diese Ansicht.
Wenn Pflegepersonen die Bedürfnisse des Patienten und dessen Ansichten kennen, kann die Pflege viel individueller gestaltet werden. Weiters können somit
pflegerische Handlungen reflektiert und gegebenenfalls verändert werden bzw.
erneuert werden. Es könnte den Pflegepersonen auch die Sicherheit geben das
Richtige zu tun und das Wohl des Patienten nach dessen Wünschen zu unterstützen.

Oftmals ist bei der Durchsicht der Studien der Begriff Patientenverfügung aufgetre-
ten. Hierbei schreiben Lawrence et al. (2011), dass noch Studien diesbezüglich
notwendig sind. Besonders ob positive Outcomes zu erzielen sind, wenn diese

schon vor der Diagnose Beachtung findet. Lawrence et al. (2011) beschreiben hierbei auch die Wichtigkeit der Erstellung von Leitlinien um die Rolle der Pflegenden in diesem Proszess zu klären. Johnson et al. (2009) sind der Ansicht das ein Mangel an theoretischen, evidenzbasiereten Studien über fortgeschrittene Demenz, die Pflegende in den Alltag integrieren könnten, vorhanden ist.

Barber und Murphy (2011) berichten, dass noch Studien bezüglich der Eignung des Liverpool Care Pathways notwendig sind. Auch Birch und Draper (2008) sagen, dass zwar solche Leitlinien vorhanden sind, aber noch Studien bezüglich des Benefits für Patienten mit Demenz erforscht werden sollten.

Zusammenfassend ist die Autorin dieser Arbeit der Meinung, dass die Thematik Demenz in der Palliative Care noch ein weites Spektrum an forschungsrelevanten Themen bereithält. Da ausschließlich englische Studien gefunden wurden, ist auch noch ein großer Forschungsbereich im deutschsprachigen Raum notwendig.

5 Literaturverzeichnis

Barber J.; Murphy K. (2011): Challenges that specialist palliative care nurses encounter when caring for patients with advanced dementia. In: Journal of Palliative Nursing, 17 (12), 587-591

Birch D.; Draper J. (2008): A critical literature review exploring the challenges of delivering effective palliative care to older people with dementia. In: Journal of Clinical Nursing, 17 (9), 1144-1163

Bollig G.; Jung-Henkel B.; Fuchs-Hlinka G. (2007): Kommunikation mit dementen Menschen – Herausforderung und Chance für interprofessionelle Palliative-Care-Teams. In: Zeitschrift für Palliativmedizin, 8 (3), 123-126

Chang E.; Daly J.; Johnson A.; Harrison K.; Easterbrook S.; Bidewell J.; Stewart H.; Noel M.; Hancock K. (2009): Challenges for professional care of advanced dementia. In: International Journal of Nursing Practice, 15, 41-47

Chaterjee J. (2008): End-of-life care for patients with dementia. In: Nursing older people, 20 (2), 29-34

Gerhard C.; Bollig G. (2007): Palliative Care für Patienten mit fortgeschrittener Demenz. In: Zeitschrift für Palliativmedizin, 8 (2), 69-72

Johnson A.; Chang E.; Daly J.; Harrison K.; Noel M.; Hancock K.; Easterbrook S. (2009): The communication challenges faced in adopting a palliative care approach in advanced dementia, 15 (5), 467-474

Kastner U.; Löbach R. (2007): Handbuch Demenz. München, Elsevier GmbH

Kojer M. (2011): Demenz und Palliative Geriatrie in der Praxis. http://www.hospiz.at/pdf_dl/NL_VI_2011_Kojer_Demenz_und_PG.pdf (14.06.2014)

Kränzle et al. (2014): Palliative Care. Handbuch für Pflege und Betreuung. Berlin, Heidelberg, Springer-Verlag

Lawrence V.; Samsi K.; Murray J.; Harari D.; Banerjee S. (2011): Dying well with dementia: qualitative examination of end-of-life care. In: The British Journal of Psychiatry, 5, 417-422

Lederer W.; Feichtner A.; Medicus E. (2011): Der palliative Behandlungsplan als Entscheidungsbasis zwischen palliativer und notfallmedizinischer Behandlung. In: Wiener Medizinische Wochenschrift, 161/21-22, 543-547

Nagele S.; Feichtner A. (2009): Lehrbuch der Palliativpflege. Wien, Facultas Verlag

Österreichische Alzheimer Gesellschaft (2014): Zahlen und Fakten. http://www.alzheimer-gesellschaft.at/index.php?id=44 (13.06.2014)

Österreichischer Gesunheits- und Krankenpflegeverband (2011): Kompetenzmodell für Pflegeberufe. Wien, ÖGKV Landesverband Steiermark

Ouldred E.; Bryant C. (2008): Dementia care. Part 3: end-of-life care for people with advanced dementia. In: British Journal of Nursing, 17 (5), 312-314

Peacock S. (2008): The moral challenges involved in palliative end-of-life dementia care. In: Canadian Nursing Home, 19 (3), 5-11

Pleschberger S; Heimer K.; Wild M. (Hg) (2005): Palliativpflege. Grundlagen für Praxis und Unterricht. Wien, Facultas Verlag

Sachs G.; Shega J.; Cox-Hayley D. (2004): Barriers to Excellent End-of-life Care for Patients with Dementia. In: J GEN INTERN MED, 19, 1057-1063

Sampson E. (2010): Palliative care for people with dementia. In: British Medical Bulletin, 96, 159-174

Stähli A. (2004): Umgang mit Emotionen in der Palliativpflege. Stuttgart, Kohlhammer GmbH

Steidl S.; Nigg B. (2011): Gerontologie, Geriatrie und Gerontopsychiatrie. Ein Lehrbuch für Pflege- und Gesundheitsberufe. Wien, Facultas Verlag

Sung C.; Lee W.; Chang S.; Smith G. (2011): Exploring nursing staff's attitudes and use of music for older people with dementia in long-term care facilities. In: Journal of Clinical Nursing, 20, 1776-1783

Universitätsklinikum Halle (2013): Kritische Beurteilung einer Interventionsstudie. http://www.medizin.unihalle.de/fileadmin/Bereichsordner/Institute/GesundheitsPfle gewissenschaften/Hallesche_Beitr%C3%A4ge_und_EBN/Interventionsstudie.pdf (11.06.2014)

WHO (2002): WHO Definition of Palliative Care. http://www.who.int/cancer/palliative/definition/en/ (11.06.2014)

Weissenberger-Leduc M. (2004): Palliativpflege bei Demenz. Ein Handbuch für die Praxis. Wien, Springer-Verlag

Wiener Gebietskrankenkasse (2009): Erster Österreichischer Demenzbericht. Teil 1: Analyse zur Versorgungssituation durch das CC Integrierte Versorgung der österreichischen Sozialversicherung. Wien, Wiener Gebietskrankenkasse

6 Abbildungsverzeichnis

Abb.1: Flussdiagramm der Literaturrecherche (eigene Darstellung der Autorin, 2014)
....S. 7

7 Tabellenverzeichnis

Tab. 1: Ein- und Ausschlusskriterien (eigene Darstellung der Autorin, 2014)
....S.6

Tab.2: Tabellarische Darstellung der Studien (eigene Darstellung der Autorin, 2014)
.... S.8

33

8 Anhang

Anhang 1: Suchprotokoll

Anhang 1: Suchprotokoll (eigene Darstellung der Autorin, 2014)

Suchinstrument (Datenbank, Bibliothek,…)	Sucheingabe (Suchbegriffe, Verknüpfungen, Einschränkungen)	Treffer	Relevante Treffer	Bemerkungen
Medline (via PubMed) am	("Dementia"[Mesh]) AND "Palliative Care"[Mesh]OR "end-of-life care" AND "challenges" *Einschlusskriterien:* Abstract available, free fulltext available, nicht älter als 10 Jahre, Sprache: Deutsch und Englisch	337	6	• viele Titel und Abstracts nicht passend zur Thematik • einige Studien auf einer anderen Sprache • manche Studien älter als 10 Jahre • 2 Studien bei Volltextanalyse exkludiert, da nicht im Kontext Palliativpflege • 2 weitere bei Volltextanalyse exkludiert, da nicht im Zusammenhang Pflegepersonen sondern im Zusammenhang Angehörige
CINAHL (via EBSCO-Host) am	(MH "Dementia") AND (MH "Palliative Care") AND challenges *Einschlusskriterien:* Abstract available, free fulltext available, nicht älter als 10 Jahre, Sprache: Deutsch und Englisch	19	2	• Titel und Abstracts nicht passend • 2 Studien exkludiert, da nicht im Zusammenhang mit Pflegepersonen, sondern im Zusammenhang Angehörige
Academic Search Elite (via EBSCO-Host)	(DE "DEMENTIA") AND (DE "PALLIATIVE treatment") AND "challenges" *Einschlusskriterien:* Abstract available, free fulltext available, nicht älter als 10 Jahre, Sprache: Deutsch und Englisch	11	1	• Titel und Abstracts nicht passend • älter als 2004
ULB	„dementia" AND „palliative care" AND „challenges" *Einschlusskriterien:* Abstract available, free fulltext available, nicht älter als 10 Jahre, Sprache: Deutsch und Englisch	5	1	• Titel und Abstract nicht passend

BEI GRIN MACHT SICH IHR WISSEN BEZAHLT

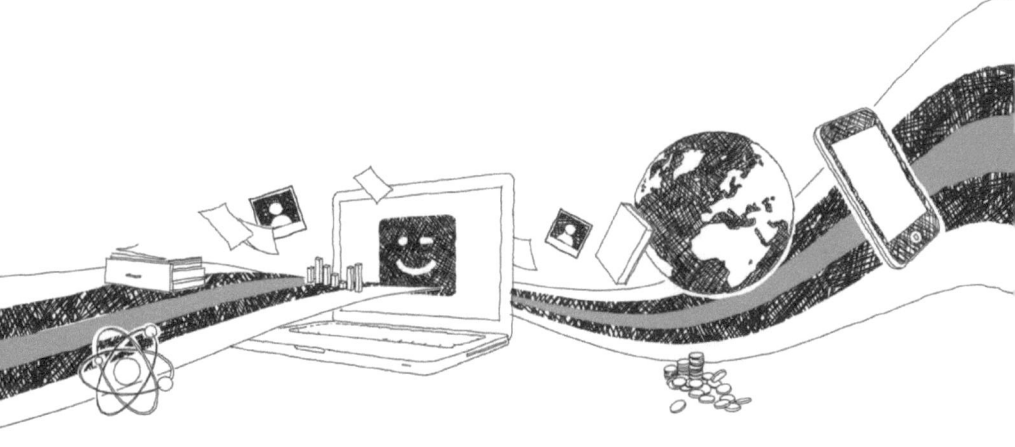

- Wir veröffentlichen Ihre Hausarbeit,
  Bachelor- und Masterarbeit

- Ihr eigenes eBook und Buch -
  weltweit in allen wichtigen Shops

- Verdienen Sie an jedem Verkauf

Jetzt bei www.GRIN.com hochladen und kostenlos publizieren

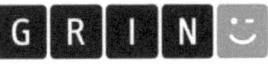